Mustapha Benmahdjoub

Doença de Behçet

Mustapha Benmahdjoub

Doença de Behçet

Manifestações sistémicas

ScienciaScripts

Imprint
Any brand names and product names mentioned in this book are subject to trademark, brand or patent protection and are trademarks or registered trademarks of their respective holders. The use of brand names, product names, common names, trade names, product descriptions etc. even without a particular marking in this work is in no way to be construed to mean that such names may be regarded as unrestricted in respect of trademark and brand protection legislation and could thus be used by anyone.

Cover image: www.ingimage.com

This book is a translation from the original published under ISBN 978-620-6-71550-4.

Publisher:
Sciencia Scripts
is a trademark of
Dodo Books Indian Ocean Ltd. and OmniScriptum S.R.L publishing group

120 High Road, East Finchley, London, N2 9ED, United Kingdom
Str. Armeneasca 28/1, office 1, Chisinau MD-2012, Republic of Moldova, Europe
Printed at: see last page
ISBN: 978-620-7-75655-1

DOENÇA DE BEHÇET.

MANIFESTAÇÕES SISTÉMICAS

AUTORES: M. BENMAHDJOUB.

ÍNDICE DE CONTEÚDOS

I)INTRODUÇÃO 4

II)HISTÓRIA 5

III)EPIDEMIOLOGIA 6

IV)ETIOPATOGÉNESE 8

V)ANATOMOPATOLOGIA[25] 12

VI)MANIFESTAÇÕES SISTÉMICAS 13

VII)GESTÃO TERAPÊUTICA 34

VIII) CONCLUSÃO 39

REFERÊNCIAS 40

RESUMO

A doença de Behçet (DB) é uma vasculite multissistémica, autoimune, caracterizada por um amplo espetro clínico que inclui ulcerações bipolares (orais e genitais) recorrentes associadas a manifestações oculares, neurológicas, cutâneas, vasculares, digestivas e outras. articulações. Esta doença afecta tanto homens como mulheres entre os 20 e os 40 anos de idade. É relativamente frequente na bacia mediterrânica e no Extremo Oriente. Deve suspeitar-se desta doença quando o processo é grave e/ou recorrente e quando o doente provém de uma zona altamente endémica. Não existe nenhum marcador biológico que possa ser utilizado para estabelecer um diagnóstico definitivo. O diagnóstico baseia-se em critérios clínicos que estão constantemente a ser revistos.

As manifestações neurológicas da MB são dominadas pelo envolvimento parenquimatoso, com uma apresentação clínica variável. A ressonância magnética (RM) do cérebro é o padrão de excelência para esta doença. O tratamento da MB é orientado pela gravidade da doença e pelo tipo de órgão afetado. Em geral, a colchicina, os anti-inflamatórios não esteróides (AINEs) e os corticosteróides são frequentemente suficientes para controlar as manifestações mucocutâneas e articulares da MB. O envolvimento de outros órgãos, nomeadamente neurológicos, oculares e gastrointestinais, que podem ser potencialmente fatais ou com comprometimento funcional, exige uma estratégia mais agressiva desde o início, com fármacos imunossupressores. Os avanços terapêuticos com o desenvolvimento de novas moléculas, imunomoduladores (anti-TNFα e interferão), terapias dirigidas aos linfócitos (Anti-CD20, Anti-CD52, Anti-CD25 e autoenxertos de células estaminais hematopoiéticas) melhoraram o prognóstico desta doença.

Palavras-chave: *Doença de Behçet, Manifestações sistémicas, Critérios de diagnóstico, Imagiologia cerebral, Tratamento.*

I) INTRODUÇÃO

A doença de Behçet (DB) é uma vasculite autoimune multissistémica caracterizada por um amplo espetro clínico que inclui ulcerações bipolares recorrentes (orais e genitais), associadas a manifestações oculares, neurológicas, cutâneas, vasculares, digestivas e articulares[1,2] . Por um lado, é uma doença temida devido às suas complicações neurológicas e oculares, que podem levar a sequelas funcionais e com risco de vida.

complicações arteriais, que são raras mas também causam um aumento da mortalidade[3] . Na ausência de marcadores biológicos, a MB é diagnosticada clinicamente com base em critérios que são reavaliados regularmente[4,5,6] . O tratamento é essencialmente sintomático, o que tem melhorado o prognóstico funcional e vital a longo prazo[7] .

II) HISTÓRIA

A primeira descrição da MB parece remontar a Hipócrates, no século V a.C., há 2500 anos. No Terceiro Livro das Doenças Epidémicas, descreve esta entidade clínica como uma doença endémica que ocorre na Ásia Menor, caracterizada por "ulcerações aftosas", "defluxos dos órgãos genitais" e "envolvimento oftálmico aquoso crónico que faz com que muitas pessoas percam a visão" (8,9,10). èmePosteriormente, não foi registada qualquer descrição na literatura médica até ao século XX. Em 1931, Amantiadès (um oftalmologista grego) publicou um caso com: ulcerações orais-genitais, irite com hipopion e hidartrose. 6 anos mais tarde, Huluci Behçet (1937), um dermatologista turco, identificou a tríade clássica que associava uveíte com hipopion, aftose oral e genital(11) . Desde então, o seu nome tornou-se o epónimo desta doença.

III) EPIDEMIOLOGIA

Pensa-se que a FB se desenvolveu em países à volta do Mediterrâneo, em toda a Ásia e até ao Japão, seguindo a rota da seda utilizada pelas tribos nómadas ou turcas (Fig. 1). Os dados epidemiológicos descritivos apoiam largamente a hipótese de uma disparidade geográfica na frequência de ocorrência da MB. O nome "doença da Rota da Seda" está ligado à elevada incidência da doença nestas áreas e deu origem à hipótese de o agente etiológico da MB ter sido transportado por esta antiga rota de comércio. Esta distribuição geográfica é realçada pela associação da MB com o transporte do mesmo alelo HLA nos diferentes grupos étnicos estudados[12] .

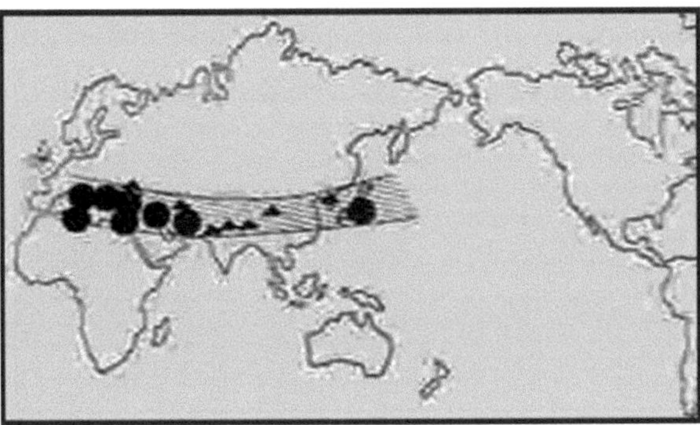

Figura 1: A Rota da Seda utilizada pelas tribos nómadas.

1°) Prevalência :

Os aspectos epidemiológicos da MB têm as suas próprias particularidades, nomeadamente a sua distribuição geográfica (Fig. 2). A MB é muito comum na Turquia, com uma prevalência que varia entre 19,6 e 420/100.000h. É também comum nos países asiáticos (Irão, Iraque, Japão, China), com prevalências de 2,1 e 19,5/100.000h. Na Europa, com um gradiente decrescente de frequência Sul-Norte, Portugal, Espanha, Itália e França: 1,5 a 15,9/100.000h, Suécia,

Reino Unido e Alemanha: 0,3 a 4,9/100.000h. Na América do Norte: 5,2 casos/100.000h[(12)]. Nos países do Norte de África, em particular no Magrebe, a MB é relativamente comum e é a segunda doença inflamatória mais comum do sistema nervoso central, a seguir à esclerose múltipla. [ème]

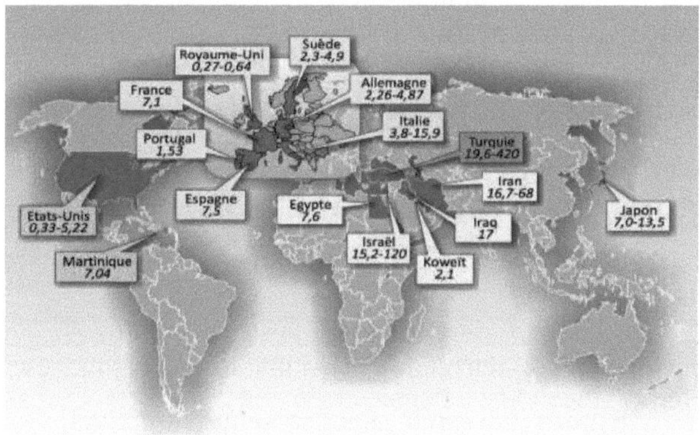

Figura 2: Prevalência mundial da doença de Behçet. Os números representam taxas de prevalência por 100.000 habitantes. [(12)]

2°) Idade e género :

Outras características epidemiológicas desta doença são a idade relativamente precoce de início. Na maioria dos casos, a idade média de diagnóstico é de cerca de 30 anos, sendo raro antes dos 15 anos e excecional após os 50 anos. Foi descrita na literatura uma predominância do sexo masculino (3 homens para 1 mulher)[(12)] . A MB masculina tende a ser mais grave.

IV) ETIOPATOGÉNESE

A etiopatogénese da MB permanece por explicar. Os dados fisiopatológicos sugerem que a reação inflamatória na MB resulta de uma perturbação da resposta imunitária inata e adaptativa em indivíduos geneticamente predispostos e na presença de factores ambientais, tais como um agente infecioso que provoca secundariamente, por reatividade cruzada, a proliferação de células T que são auto-reactivas para a HSP humana. Isto resulta na ativação de linfócitos T no sangue periférico e em locais inflamatórios(13,14) .

1°) Hipótese infecciosa (15,16)

Vários agentes infecciosos têm sido incriminados na patogénese do processo inflamatório da MB num indivíduo geneticamente suscetível. Estes antigénios de vírus da família Herpes, ou de bactérias pertencentes à espécie Streptococcus, apresentam fortes homologias com proteínas humanas, como a HSP humana, levando a uma resposta imunitária cruzada em indivíduos geneticamente predispostos. Estes dados não foram

Além disso, a falta de eficácia do tratamento anti-herpes torna esta hipótese pouco plausível. A má higiene oral e a presença de úlceras bucais recorrentes durante o curso da MB sugeriram uma infeção bacteriana oral, particularmente estreptocócica. Foram registadas melhorias na MB após tratamento antiestreptocócico. Para além dos agentes infecciosos, foi também sugerido que a microbiota endógena está potencialmente envolvida na patogénese da MB. Em particular, foi descrita uma comunidade microbiana salivar e fecal mais pobre e disbiótica na MB, em comparação com controlos saudáveis. A redução da diversidade microbiana foi associada a uma menor produção de butirato, um dos ácidos gordos de cadeia curta (AGCC) mais representativos, capaz de afetar as células reguladoras T (Tregs).

2°) Proteínas de choque térmico [17,18,20]

As HSP (proteínas de choque térmico) são proteínas altamente conservadas que se encontram num estado latente em microrganismos (bactérias, vírus, etc.) e tecidos de mamíferos. As HSPs podem ser induzidas por infeção, trauma, calor, UV-B, hipoxia e frio. Estas proteínas são potentes activadores dos linfócitos T. São designadas de acordo com o seu peso molecular em quilodalton (kDa), HSP60 para os mamíferos e proteínas HSP65 para os microrganismos. Foram observados níveis elevados de anticorpos anti-HSP60/65 no sangue e no líquido cefalorraquidiano de doentes com MB com envolvimento neurológico. Foram registados anticorpos anti-HSP-65 com reação cruzada com homogenatos da mucosa oral e estreptococos orais na MB. Estes dados sugerem que estes e outros péptidos (bactérias, vírus, etc.) são os antigénios que desencadeiam o processo imunitário na MB. Dados recentes sobre a fisiologia do sistema imunitário inato e a descrição dos receptores do tipo Toll (TLRs) e da HSP-60 como ligando para os TLR-2 e TLR-4 sugerem que a HSP-60 representa um sinal de "perigo" endógeno para o sistema imunitário inato, com libertação rápida de citocinas inflamatórias.

3°) Hipótese genética

A preponderância da AM na bacia do Mediterrâneo e ao longo da Rota da Seda sugere a existência de uma suscetibilidade genética[12] . Os estudos demonstraram que o HLA-B51 é o principal fator de suscetibilidade genética[20] . O risco relativo de desenvolvimento de AM em portadores do alelo HLA-B51 é 5 a 6 vezes superior ao da população em geral[12] . Apesar da recente identificação de vários genes de suscetibilidade. O HLA-B∗51 continua a ser o fator genético mais importante na doença de Behçet. Foi demonstrado que a prevalência do HLA-B∗51 difere consoante o fenótipo dos grupos na mesma população de doentes. 0 HLA-B∗51 mostra uma interação epistática com o alelo 1 da aminopeptidase do retículo endoplasmático (ERAP) que codifica o alótipo

Hap10. A associação ERAP1 estava ausente em indivíduos sem HLA-B*51. Os indivíduos portadores de HLA-B*51 e também homozigóticos para o haplótipo tinham um risco aumentado de doença em comparação com os indivíduos sem qualquer um dos factores de risco (p = 4,80 × 10-20, OR 10,96, 95% CI 5,91 a 20,32). Foi demonstrado que o alótipo ERAP1 associado à doença de Behçet tem uma baixa atividade de depuração de péptidos. Estes dados sugerem que um alótipo ERAP1 hipoactivo contribui para o risco de doença de Behçet ao modificar os péptidos disponíveis para se ligarem ao HLA-B*51. Para além do HLA-B*51, foram identificados outros alelos HLA de classe 1, tais como A*26, B*15 e B*27, como factores de suscetibilidade genética para a MB[(20)] . Para além do HLA e do ERAP1, uma série de GWAS também identificou loci de suscetibilidade à MB em vários genes ligados à função imunitária inata e adaptativa. Os níveis de citocinas relacionadas com as células T auxiliares (Th1 e Th17), como a IL-12, o interferão (IFN)-γ, a IL-17A, a IL-17F, a IL-22, a IL-23, a IL-8 e o GM-CSF, também têm sido amplamente estudados[(21)] .

Assim, uma predisposição genética para a AM está associada a alterações no funcionamento do sistema imunitário adaptativo e inato (neutrófilos, células NK, Tγδ), resultando na libertação de espécies oxidativas reactivas (ERO) por estas células, contribuindo para danos nos tecidos, vasculite e disfunção das células endoteliais com libertação de NO, inflamação e trombose. A análise histopatológica demonstrou que as artérias e as veias estão infiltradas por neutrófilos e linfócitos, levando à disfunção das células endoteliais e à inflamação vascular em doentes com MB[(21)] .

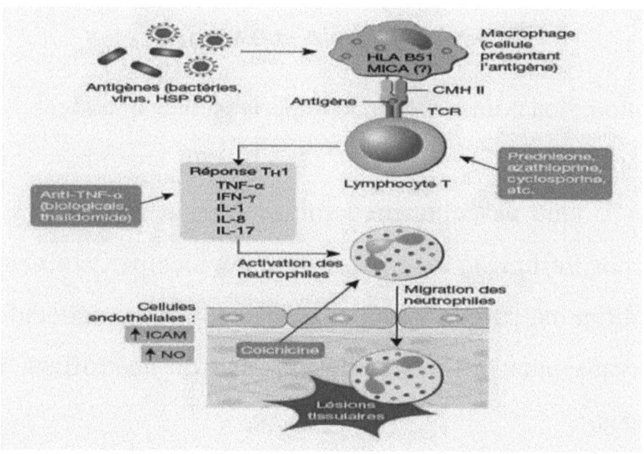

Figura 3: Modelo hipotético da patogénese da doença de Behçet (Fig. 3).

Sob a influência de antigénios virais e bacterianos, e no contexto de uma predisposição genética, há uma estimulação Th1 que leva à ativação de neutrófilos e células endoteliais, resultando em danos nos tecidos. As diferentes classes de fármacos utilizados na doença de Behçet e os seus alvos terapêuticos estão indicados pelas molduras azuis.· (22, 23)

TCR: recetor de células T; HSP: proteína de choque térmico 60; MHC II: molécula do complexo principal de histocompatibilidade de classe I; TNF-: fator de necrose tumoral; IFN-: interferão-; IL: interleucina; ICAM-1: molécula de adesão intercelular-1; NO: óxido nítrico. A Neurobehçet inclui formas intracerebrais (envolvimento parenquimatoso) e extracerebrais. As formas extra-cerebrais, dominadas por trombose venosa, são observadas em 10 a 40% dos casos de MB. O mecanismo patogénico não está bem esclarecido. No entanto, vários estudos sugerem uma disfunção endotelial secundária a um processo inflamatório no desenvolvimento da trombose[(24)] (Endotelina-1, ICAM-1, VCAM-1, selectinas P e E, etc.).

V) ANATOMOPATOLOGIA [25]

A lesão histopatológica é uma inflamação perivascular que afecta vasos de todos os tamanhos, artérias, veias e vénulas. O substrato anatómico comum a todas estas condições é uma vasculite predominantemente venular. Estas lesões são caracterizadas por infiltração linfocítica e monocítica perivascular com ou sem deposição de fibrina na parede vascular associada a necrose tecidular. Também pode ser observada uma infiltração significativa de neutrófilos, especialmente nas lesões iniciais.

VI) MANIFESTAÇÕES SISTÉMICAS

A) Manifestações mucocutâneas :

1) Úlceras na boca :

• As ulcerações orais são a manifestação mais frequente (99%) e são os primeiros sinais da doença em 80% dos casos, mas podem ocorrer vários meses ou mesmo anos após as outras manifestações sistémicas. Podem ser únicas ou múltiplas, na maioria das vezes de início espontâneo (Fig. 4), caracterizam-se por episódios recorrentes de úlceras bucais arredondadas com margens eritematosas cobertas por um exsudado fibrinoso branco-amarelado ou acinzentado (1-3 cm de diâmetro)[(26)] . O local preferido para estas úlceras bucais é o interior dos lábios e bochechas, a prega gengivolabial, o bordo ou frénulo da língua, o pavimento da boca, o palato, as amígdalas e a faringe. Geralmente pouca ou nenhuma dor, muitas vezes

O diagnóstico da doença de Behçet requer a presença de aftose oral recorrente com mais de 3 episódios por ano[(27)] .

• As aftas orais podem ser acompanhadas de aftas genitais em 60 a 65% dos casos e são altamente sugestivas de MB quando observadas durante a fase inflamatória ou no estado cicatricial sob a forma de cicatrizes despigmentadas, permitindo um diagnóstico retrospetivo. Nos homens, ocorrem frequentemente no escroto, raramente no pénis; nas mulheres, nos pequenos e grandes lábios, na vagina e no colo do útero[(28)] .

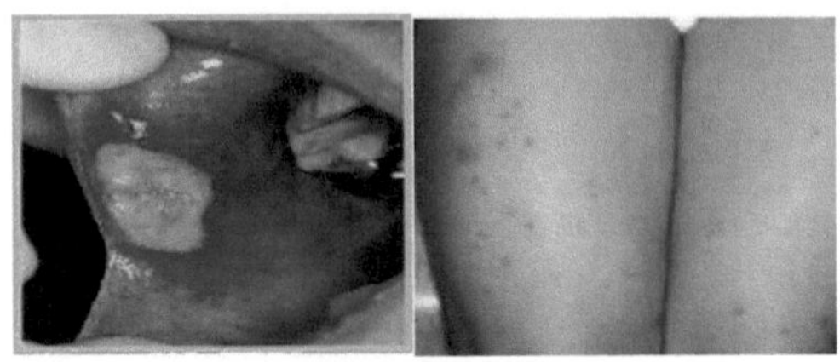

Figura 4 Úlcera bucal

Figura 5 Pseudofoliculite

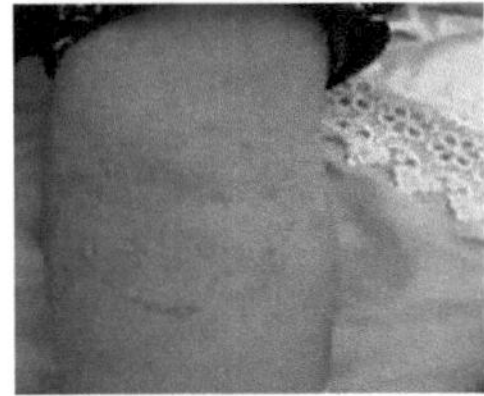

Figura 6 Ensaio Pathergy

2) Outras manifestações cutâneas incluem :

- As pseudofoliculites são lesões papulopustulosas (Fig. 5) não centradas num pelo.
- Hiper-reatividade cutânea, também designada por teste de patergia (Fig. 6), secundária a agressões ao epitélio no local da injeção, de perfusão, arranhão superficial ou reação intradérmica a diversos antigénios. O teste é efectuado com uma agulha de calibre 20-22, penetrada obliquamente na pele até uma profundidade de 5 mm, e injectada com soro fisiológico.

eritematoso, com mais de 2 mm de diâmetro, no local da picada, 48 horas mais tarde; pode aparecer uma pequena pústula na parte superior. A sensibilidade deste teste é reduzida pela utilização de equipamento descartável e pela desinfeção da pele. É frequente encontrar nódulos hipodérmicos, sob a forma de eritema nodoso recorrente, que é frequentemente descrito nesta doença[28] .

B) Sintomas oftalmológicos

As manifestações oculares são graves e têm um grande impacto no prognóstico visual. Fazem parte dos critérios de diagnóstico da doença de Behçet [4,5,6] . A doença de Behçet é uma lesão inflamatória que progride em ataques recorrentes, geralmente com início num lado e que pode tornar-se bilateral ao longo da doença. Pode afetar as câmaras anterior e posterior do olho (uveíte) 32 a 53 (Fig. 7), bem como a retina (vasculite retiniana). A uveíte pode ser inaugural em 10-20% dos casos, mas surge geralmente 2-3 anos após a aftose oral[29] . Os aspectos clínicos do envolvimento ocular são variáveis, fugazes e de início agudo, marcados por uma diminuição da acuidade visual, vermelhidão ocular peri-queratósica, dor periorbitária moderada associada a fotofobia e lacrimejo[29]
.

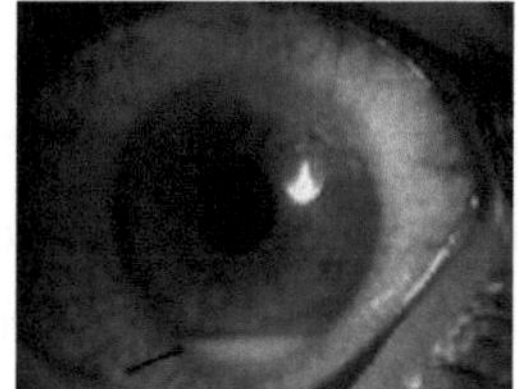

Figura 7: Olho vermelho na uveíte anterior aguda com hipopião (seta)[29] .

Exame[30] :

Veíte anterior: existe um tyndall vítreo muito caraterístico da atividade inflamatória, aderências inflamatórias entre a íris e o cristalino (sinéquias iridocristalinas) responsáveis pela deformação.

pupila. A uveíte posterior, também conhecida como coroidite, é a forma mais grave de uveíte e pode ser fatal. A principal lesão é a vasculite arterial e venosa. Está presente em metade dos casos. Pode ser focal, multifocal ou difusa e manifesta-se sob a forma de focos de retinite branco-amarelados e hemorrágicos. A vasculite da retina manifesta-se frequentemente como periflebite oclusiva sob a forma de mantos perivasculares esbranquiçados, por vezes associados a hemorragias.

C) Manifestações articulares :

As manifestações articulares são frequentes, descritas em cerca de 50% dos casos de acordo com séries de estudos[31] . Geralmente ocorrem precocemente[32] . Podem também preceder em vários anos as outras manifestações da doença. Caracteriza-se por uma evolução clínica polimorfa e recorrente. Os sintomas são artralgia e/ou artrite em várias formas - monoartrite, oligoartrite ou poliartrite - que afectam principalmente as grandes articulações (ancas, joelhos, tornozelos, pulsos e cotovelos)[27] . O tratamento é geralmente favorável e a doença cura-se normalmente sem sequelas.

D) Manifestações vasculares :

As manifestações vasculares da doença de Behçet são dominadas pelo envolvimento venoso (profundo e superficial). A localização destas tromboses venosas é variável: membros inferiores, veia cava (superior ou inferior), veias cerebrais, veias supra-hepáticas ou veias portais. A trombofilia da trombose venosa na doença de Behçet é secundária à inflamação e não a uma perturbação da coagulação[33,34] .

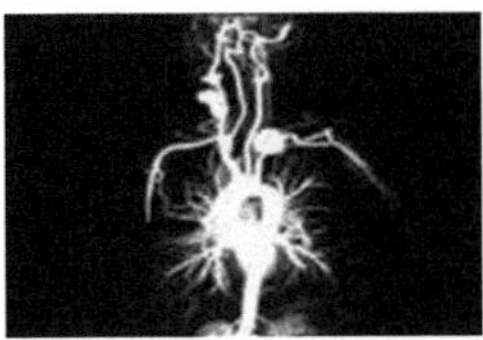

Figura 8: Aneurismas múltiplos (subclávia esquerda, carótida comum direita, carótida interna direita) num doente com vasculo-Behçet.

O envolvimento arterial (aneurismas arteriais (Fig. 8) e oclusões arteriais) é menos frequente, ocorrendo em 5 a 10% dos casos. Pode afetar todos os territórios, com predomínio da aorta e das artérias abdominais. doença pulmonar. O envolvimento arterial é o aspeto mais grave da doença. O prognóstico em caso de rutura do aneurisma é extremamente grave, com uma elevada taxa de mortalidade de cerca de 30-40%(35,36) .

E) Manifestações cardíacas

O envolvimento cardíaco é raro. Todas as túnicas podem ser afectadas. A pericardite é, na maioria das vezes, inaugural e recorrente. O envolvimento coronário pode ser isolado ou associado à pericardite, e manifesta-se frequentemente como um enfarte do miocárdio(27) .

F) Manifestações de outros órgãos :

1) Digestivo: As lesões aftosas podem ocorrer em todos os segmentos do trato digestivo (esófago, estômago, intestino ou margem anal) (Fig. 9). O risco destas lesões é a perfuração digestiva, especialmente nas lesões ileocecais(27) .

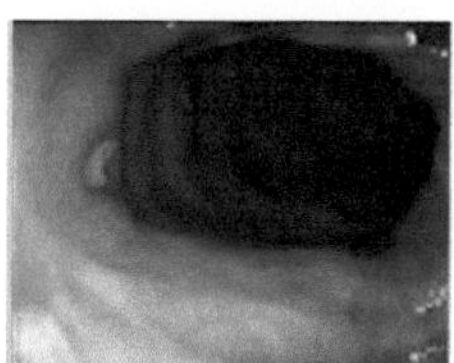

Figura 9: Múltiplas lesões aftóides no íleo de uma doente do sexo feminino com entero-Behçet (37)

2) Renal :

Muito rara, dominada pela nefropatia amiloide(38) . Ocorre em doentes que têm a doença há muitos anos e que estão mal controlados.

3) Pleuropulmonar :

O envolvimento pleuropulmonar é excecional. Os mais comuns são os aneurismas da artéria pulmonar, a embolia pulmonar e o enfarte,
derrame pleural e hemorragia pulmonar com risco de vida, especialmente em

caso de hemoptise súbita e de grandes dimensões[38,39] .

4) Testicular ou epididimária: (orqui-epididimite)[40] .

O envolvimento dos testículos é menos frequente e pode ocorrer no decurso de uma doença de Behçet.

G) Manifestações neurológicas ou Neuro-Behçet (NB).

O envolvimento neurológico na doença de Behçet, vulgarmente conhecida como Neuro-Behçet (NB), é relativamente comum[12] . Varia de 5% a mais de 50%, consoante as séries. Ocorre mais frequentemente 4 a 5 anos após o diagnóstico de DB, concomitantemente em 7,5% e de forma inaugural em 3 a 30% dos casos[12] . O polimorfismo clínico e radiológico envolvido no diagnóstico da BN é difícil, principalmente nas formas inaugurais. Os critérios de NB têm sido propostos e constantemente reavaliados pelo Behçet Disease Study Group[41] (Tabela 1).

Tabela 1: Características de 5 sistemas de classificação da doença de Behçet. [3,4]

Variáveis	Critérios					
	Mason e Barnes	O'Duffy	JBDRC 1974	JBDRC 1987	Grupo de estudo internacional	Critérios internacionais para a doença de Behçet
Ano a partir de publicação	1969	1974	1974	1987	1990	2013
elementos de classificação						
Aftose oralMajor (AB)		Major	Major	Major	Obrigatório	2 pontos
GenitalafetoseMaior (GA)		Major	Major	Major	Opcional	2 pontos
Lesões ocularesMajor		Major	Major	Major	Opcional	2 pontos
Danos na peleMajor		Major	Major	Major	Opcional	1 ponto
Teste de contacto positivo					Opcional	1 ponto
Artrite/artralgiaMenor		Major	Menor	Menor		
Danos vasculares			Menor	Menor		1 ponto
Tromboflebite	Menor					
Doenças cardiovasculares	Menor					
Danos neurológicos	Menor	Major	Menor	Menor		1 ponto
Doenças do aparelho digestivo	Menor		Menor	Menor		
Orqui-epididimite			Menor	Menor		
História familiar	Menor					
Condições de	3 itens	Forma	Forma	Forma	AB e	pelo menos 4
enchimento de	maior ;	completo :	completo :	completo :	menos 2	pontos
critérios	2 itens importante	AB ou AG e 2 outros	4 itens importante	4 itens importante	artigos facultativo	

e 2 pontos de menor importância

principais itens

Formulário incompleto: AB e um outro item importante; AG e 1 outro item importante

Formulário incompleto: 3 itens principais; lesões oculares e um outro item importante

Formulário incompleto: 3 itens

grave; 2 artigos importantes e 2 artigos menores; lesões oculares e um outro artigo

maior; 2 itens menores

JBDRC: Comité Japonês de Investigação da Doença de Behçet* Elemento opcional: Foi alcançado um consenso sobre o diagnóstico destas formas neurológicas a nível internacional em 2014[(6)]

1- Neuro-Behçet definido :

A. Doentes que satisfazem os critérios de diagnóstico internacionais para MB

B. Síndrome neurológica clínica objetiva associada à doença de Behçet e associada a anomalias de neuroimagem e/ou análise do LCR.

C. Não existe alternativa etiológica para as perturbações apresentadas

2- Provável neuro-Behçet :

A. Síndrome neurológica objetiva, tal como definida em 1, mas num doente que não preenche todos os critérios de diagnóstico de MB

B. Síndrome neurológico incaraterístico num doente com MB definida.

A NB manifesta-se frequentemente por envolvimento parenquimatoso, preferencialmente da junção mesodiencefálica, ocorrendo sob a forma neurovascular (venosa ou arterial). O envolvimento do sistema nervoso periférico é excecional e continua a ser objeto de debate.

1) **Envolvimento do parênquima:** Neuro-Behçet parenquimatoso "clássico". O envolvimento parenquimatoso é a forma mais comum de NB, sendo responsável por 29% a 98% das manifestações neurológicas[5]. Clinicamente, esta entidade inclui uma síndrome neurológica central inflamatória não explicada por outra condição neurológica. Os homens tendem a ser mais afectados do que as mulheres, com uma mediana de idade de 30 a 40 anos, e a MB evolui há pelo menos cinco anos[42]. O quadro clínico pode ser agudo ou progressivo, frequentemente marcado por cefaleias em metade dos casos, síndrome piramidal unilateral ou bilateral, ataxia cerebelar e distúrbios esfincterianos. O envolvimento difuso do parênquima cerebral pode também assumir a forma de meningoencefalite, sobretudo se o início for agudo, com sinais neuropsiquiátricos, lentidão psicomotora, alterações do comportamento e até uma síndrome confusional, constituindo um problema de diagnóstico nas formas neurológicas "inaugurais" da MB[43,44]. Nestas situações, vários diagnósticos diferenciais são levantados. O questionamento rigoroso e o exame clínico em busca de sinais ou cicatrizes sugestivos de MB que tenham passado despercebidos ajudarão no diagnóstico de RN. São também observados outros sintomas, mas são raros: perturbações sensoriais, epilepsia focal ou generalizada, lesões dos pares cranianos, síndroma extrapiramidal (síndroma parkinsoniano, distonia focal, coreia)[45,46]. A imagiologia cerebral ajuda no diagnóstico de NB (Fig. 10, 11, 12, 13). As lesões parenquimatosas são estudadas principalmente através da ressonância magnética (RM), que continua a ser a técnica de referência nesta doença[47]. As lesões são geralmente assimétricas, distribuindo-se mais frequentemente no diencéfalo e no tronco cerebral.

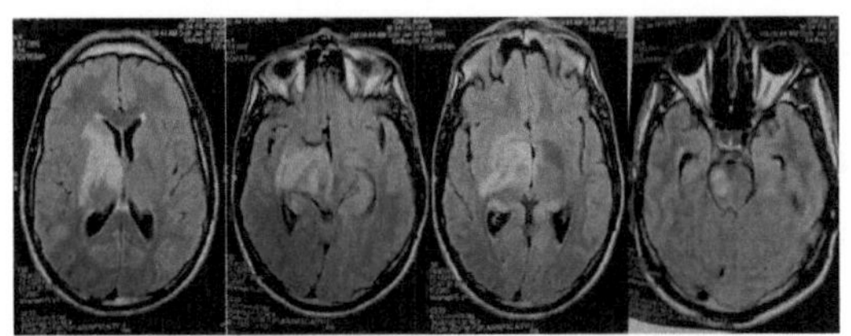

Figura 10:Figura 11Figura 12Figura 13

Ressonância magnética do cérebro: corte axial, sequência Flair mostrando infiltração unilateral sob a forma de um "fluxo talamo-mesencefálico" ao longo do trato corticoespinal.

a) Formas de pseudotumor

Os doentes com Neuro-Behçet com uma forma semelhante a um tumor nas lesões cerebrais imagiológicas são raros, sendo descritos na literatura como casos isolados. Foi recentemente publicada uma série de casos[(48)] , e o quadro clínico é grave, caracterizado na maioria das vezes por lesões piramidais unilaterais com impotência funcional. Coloca um problema de diagnóstico diferencial, principalmente com patologias tumorais (glioblastomas ou linfomas) ou patologias infecciosas, essencialmente abcessos tuberculosos[(49)] . Podem ser inaugurais ou ocorrer durante a evolução da doença. Na ausência de uma biópsia estereotáxica para um diagnóstico definitivo, é aconselhável efetuar exames radiológicos por TC e/ou RMN do cérebro (Fig. 14, 15, 16). A reversibilidade parcial ou total das lesões sob tratamento com melhoria clínica significativa parece ser uma caraterística da Neuro-Beçet[(49)] .

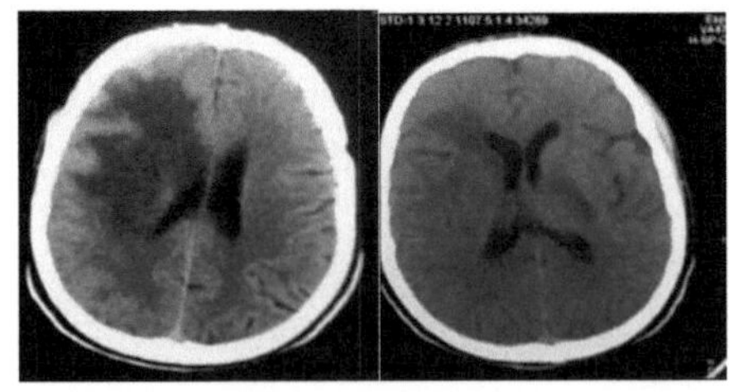

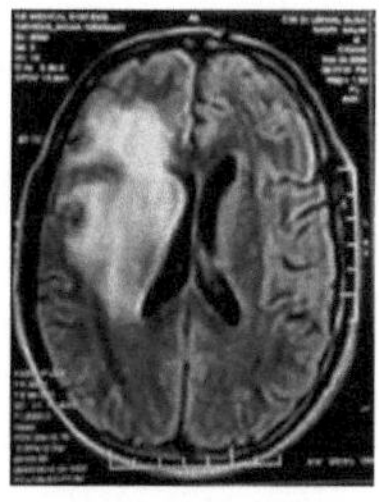

Figura 14 CT do cérebro SPCFigura 15CT do cérebro SPC Figura16 MRIT2 do cérebro Antes do tratamento 15 dias após o tratamento

Imagiologia: TC SPC e RMN cerebral: Forma pseudotumoral do NB.

b) Lesões da espinal medula

O envolvimento da medula espinal predomina na medula cervical. Estas lesões são frequentemente uma extensão de danos na parte inferior do tronco cerebral[(50)] (Fig. 17). A mielite isolada é excecional[(50)] . O fenótipo é uma mielite transversa com um nível sensorial, uma síndrome piramidal e perturbações esfincterianas. Estas características clínicas e radiológicas não são específicas da doença. Colocam um problema de diagnóstico diferencial com outras patologias inflamatórias, nomeadamente a esclerose múltipla.

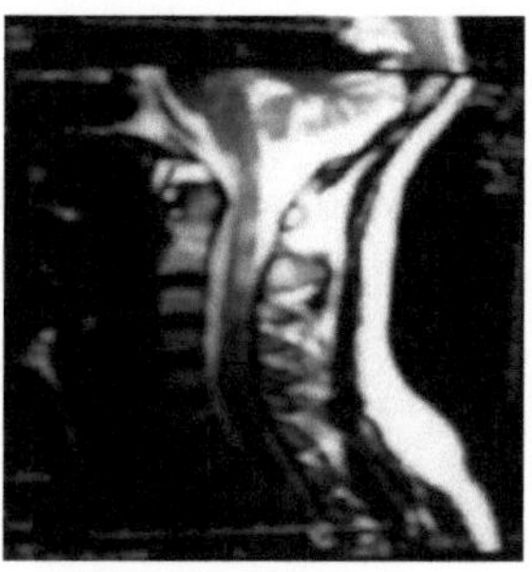

Figura 17: RM da medula espinal em T2, hiper-sinais na medula espinal cervical

2) Lesões neurovasculares ou extra-parenquimatosas

A lesão extra-parenquimatosa pode ser venosa ou arterial. A trombose venosa cerebral é a mais comum.

c) Trombose venosa

Todos os seios venosos podem estar envolvidos, nomeadamente os seios superior, inferior, transverso e direito[42,46] (Fig. 18,19). As manifestações clínicas da trombose venosa cerebral são variáveis. O início é geralmente subagudo, em poucos dias, e é marcado pelos seguintes sinais hipertensão intracraniana cefaleia, papiledema associado a vómitos e paralisia do nervo oculomotor externo. Pode também observar-se um défice motor ou uma crise epilética focal ou generalizada. [51].

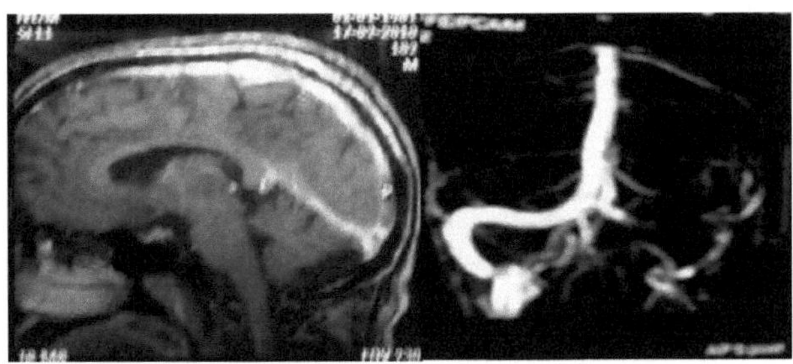

Figura 18: Ressonância magnética cerebral: Corte sagital T1

Figura 19 : Angiografia por RM, trombose do seio lateral esquerdo do seio longitudinal superior

d) Doença arterial

A lesão arterial cerebral é muito mais rara (Fig. 20) nas séries de RN do que a lesão venosa[52] . O mecanismo pode ser a oclusão ou o aneurisma de artérias destinadas ao cérebro[53,54] . Os aneurismas correm o risco de rutura e são a principal causa de morte[54] .

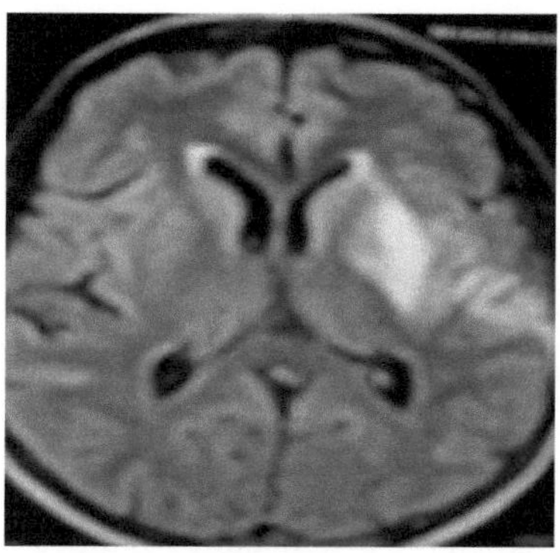

Figura 20: RM axial, Flair mostrando um AVC isquémico

3) Exames complementares

a) Neuroimagem

A ressonância magnética é o padrão de ouro para esta patologia[47] . Atualmente, o RN nas suas várias formas clínicas parenquimatosas e vasculares requer investigação por ressonância magnética (RM), sequências de angioimagem, etc., bem como por ressonância magnética (RM). (angioscanner, angio-RM). É superior à TC devido à sua maior sensibilidade e especificidade. É de importância vital nos casos de NB em que a TC cerebral se revelou normal. A RM cerebral permite uma melhor deteção das lesões localizadas no diencéfalo, nos gânglios basais, nas paredes do terceiro ventrículo, nas vias ópticas e, sobretudo, no tronco cerebral .[55]

➢ Protocolo de exploração

✓ Cérebro: secções axiais e coronais sequências T2, Flair, T2*, Difusão, T1 -/+ gado.

✓ Medula espinhal: Secções sagitais e axiais, Sequências: T2, STIR e T1 - / + gado

✓ Veias cerebrais: AngioMR e Angioscanner

No RN parenquimatoso clássico, as lesões são assimétricas, múltiplas e de diferentes tamanhos em várias áreas do sistema nervoso central. Os locais patognomónicos mais comuns para o NB são, por ordem decrescente, a junção mesodiencefálica (46%), a área ponto-bulbar (40%), a área hipotálamo-talâmica (23%) e os gânglios basais (18,5%). A medula oblonga é raramente afetada (4,6%). No entanto, a ressonância magnética pode ser normal em cerca de 10-20% dos casos, particularmente nas formas agudas, onde podem surgir anomalias. secundárias à RM(56,57) .

O início precoce do tratamento - a terapêutica imunossupressora pode eliminar completamente as lesões na imagiologia - correlaciona-se com remissões clínicas. À distância de um ataque, e nas formas progressivas, observa-se por vezes uma atrofia do tronco cerebral, que pode representar um marcador a posteriori do RN(56) , sem atrofia cerebral associada e com um seguimento superior a um ano. As lesões periventriculares da substância branca, ao contrário de patologias desmielinizantes como a esclerose múltipla (EM), são pouco sugestivas de NB (56).

Nos casos de envolvimento extra-parenquimatoso, a técnica imagiológica de referência é a angiografia por RMN, que pode revelar trombose venosa, bem como complicações arteriais(47) . A angiografia por RMN venosa pode mostrar trombose do seio longitudinal superior, dos dois seios laterais e do seio direito, com dilatação das veias corticais(42) .

b) Dados da análise do líquido cefalorraquidiano.

A análise do líquido cefalorraquidiano é essencial em todas as doenças inflamatórias do sistema nervoso central. A NB está frequentemente associada a meningite linfocítica asséptica, o que é muito caraterístico do diagnóstico quando não há envolvimento extra-neurológico. Neste caso, o estudo do LCR mostra uma pleocitose predominantemente linfocítica de 30 a 50 elementos/mm3 para meningite linfocítica, com hiperproteinorraquia de 0,6 g/l. A existência de síntese de IgG oligoclonal efémera no LCR não é específica e encontra-se também em muitas outras doenças inflamatórias do SNC (EM, neurosarcoidose, neurolupus, etc.). Não é geralmente encontrada em formas extra-parenquimatosas(5) .

4) Diagnóstico positivo de NB.

- **1ére situação :**

Quando se sabe da existência de MB num doente tratado em dermatologia ou medicina interna por aftose recorrente, ou em oftalmologia por uveíte, seguido do aparecimento secundário de sinais neurológicos, é fácil associar os sintomas à MB.

- **2ème situation:** Quando a MB é desconhecida, o diagnóstico é efectuado na presença de um quadro neurológico caraterístico:

✓ Tromboflebite cerebral

✓ Acidente vascular cerebral em jovens

✓ Sintomas neurológicos recorrentes do sistema nervoso central num jovem do sexo masculino.

✓ A imagiologia, nomeadamente a RM cerebral, pode ajudar no diagnóstico.

5) Evolução: O Neuro-Behçet evolui de várias formas

✓ Remissão do impulso.

✓ Formas progressivas secundárias (após uma fase de recaída-remissão),

✓ Formas progressivas primárias.

Na coorte turca de Siva et al[51] , a evolução da doença foi a seguinte: 73,7% dos doentes tiveram recaídas e 26,3% foram progressivos.

Na ausência de tratamento, as recidivas são frequentes (cerca de 30%), nomeadamente nas afecções diencefálicas e do tronco cerebral[58,59] .

6) Factores de prognóstico: Os factores de mau prognóstico[42,58] , que implicam o prognóstico vital e/ou deixam sequelas incapacitantes são:

✓ Meningite asséptica, nomeadamente em doentes com uma maior celularidade;

✓ Envolvimento parenquimatoso, particularmente na forma extensa diencefalo-mesencefálico.

✓ Lesões arteriais, nomeadamente acidentes vasculares cerebrais isquémicos.

✓ Pelo menos duas recaídas por ano.

✓ Estado geral afetado quando o RN é diagnosticado.

✓ Recaídas durante o tratamento;

✓ Uma forma progressiva (primária ou secundária).

✓ complicações gerais (complicações de decúbito, superinfecções pulmonares e cutâneas).

7) Diagnóstico diferencial de Neuro-Behçet

Nas doenças inflamatórias do sistema nervoso central, foram sugeridos vários diagnósticos diferenciais[60,61] :

✓ Patologias infecciosas: meningoencefalite viral (herpes), meningoencefalite bacteriana (tuberculose e micobactérias atípicas, rombencefalite por Listeria monocytogenes). As vantagens de
Estudo LCS.

✓ Doenças inflamatórias Esclerose múltipla; Neurosarcoidose; Neurolupus ;

✓ Acidentes vasculares cerebrais isquémicos.

✓ Tumores cerebrais (formas pseudotumorais).

a) NeuroBehçet ou Esclerose Múltipla

➢ **Argumentos a favor do NB :**

✓ Sexo: Masculino > Feminino

✓ Os sintomas mais típicos são

- Dores de cabeça (> 50% dos casos),
- Síndrome piramidal uni ou bilateral (50-90%),
- Ataxia cerebelar, perturbações dos esfíncteres (25-40%).

- Perturbações sensoriais (< 40%),
- Epilepsia (5-10%),
- Perturbações físicas (5-10%).
- As NORB, isoladas ou associadas a outros sintomas, são raras nos RN (0,6 a 2%).

✓ O envolvimento dos pares cranianos também é raro.

✓ Uma síndrome extrapiramidal é muito rara (síndrome parkinsoniana, distonia focal, coreia) e pode por vezes ser indicativa de lesão parenquimatosa.

➢ Sinais inaugurais de esclerose múltipla (EM)[62]

Étude	Neurite ótica	Défice motor	Perturbações sensíveis	Tronco cerebral	Ataxia	Distúrbios dos esfíncteres
McAlpine	22%	40 %	21 %	17 %	-	5 %
Weinshenker	17,2%	20,1%	45,4%	12,9%	13,2%	-
Comi	31,7%	34,1%	48,3%	2,6%	-	-

Tabela 2. Sinais inaugurais da esclerose múltipla [62]

➢ Uveíte

✓ Na doença de Behçet, a uveíte é a segunda manifestação mais frequente, desenvolvendo-se geralmente nos 2 a 3 anos seguintes à afta e inaugurando em 10 a 20% dos doentes[29] . É geralmente bilateral, evoluindo em crises sucessivas ou de forma mais crónica. Afecta os compartimentos anterior e posterior separadamente ou em simultâneo[29] .

✓ Na EM, a uveíte é muito rara (0,8% a 14% dos casos)[63] .

➢ A imagiologia, em particular a ressonância magnética cerebral, revela o seguinte no RN :

As lesões na NB localizam-se predominantemente no tronco cerebral e tendem a ser anteriores. A anomalia mais frequentemente encontrada é a infiltração unilateral da cápsula interna, do tálamo e do mesencéfalo, sob a forma de um "fluxo talamo-mesencefálico", ao longo do trato corticoespinal. Outra caraterística destas lesões é a sua reversibilidade, de acordo com estudos[49] :

✓ 40% das lesões desaparecem completamente nos exames de RMN de seguimento,

✓ Redução de 35% no tamanho

✓ 25% permanecem inalterados;

A atrofia do tronco cerebral é uma das manifestações da NB crónica. A atrofia do tronco cerebral sem atrofia cortical é um sinal específico de NB (especificidade de 96,5% e baixa sensibilidade)[47,64] . Em contraste, as lesões da EM envolvem o pavimento do quarto ventrículo no tronco cerebral e o pedúnculo cerebelar médio. O envolvimento da substância branca periventricular e do corpo caloso, o aspeto ovalado e a disposição perpendicular das lesões aos ventrículos laterais são argumentos a favor da EM. As lesões subtentoriais, particularmente do cerebelo e da medula oblonga, são mais sugestivas de EM do que de NB. [65]. O LCR é anormal em 70 a 80% dos casos de envolvimento parenquimatoso do RN, de acordo com estudos [42,58,66] .

✓ Os níveis de proteínas são frequentemente moderadamente elevados, atingindo por vezes 1 g/l.

✓ A presença de bandas oligoclonais de IgG é muito rara e, quando ocorre, desaparece rapidamente, ao contrário do que acontece na EM.

✓ O LCR é tipicamente hipercelular com hipercitose, consistindo geralmente numa polinucleose inicial exclusiva substituída por linfocitose numa fase posterior.

Na EM, o número de células no LCR raramente ultrapassa as 35 (principalmente linfócitos).

Tabela 3: Sinais clínicos inaugurais comparativos entre esclerose múltipla e Neuro-Behçet.

	SEP	NB
género	Mulheres+++	Homens+++
clínica		
Sinais e sintomas iniciais frequentes	Neurite ótica Oftalmoplegia internuclear Perturbações sensoriais Lesão da espinal medula Síndrome piramidal Síndrome cerebelar	Síndrome de dor de cabeça Síndrome piramidal cerebelar Lesão do nervo craniano
Sinais e Sintomas raros	Dor de cabeça Lesão do nervo craniano	Neurite ótica Perturbações sensoriais Lesão da espinal medula Oftalmoplegia internuclear

Tabela 4: Exames comparativos de RMN entre EM e RN

	SEP	Neuro-Behçet
Lesões de ressonância magnética do cérebro.		
Periventricular Subcortical Tronco cerebral Cerebelo Medula espinal	+++ ++ ++ Pequeno, ++ ++	+ - Grande e difuso + Raro
QCA		
Perfil inflamatório Bandas oligoclonal	+ +++ 90% Mesmo 100/%.	+ Presente mas de curta duração.

b) Neuro-Behçet ou Sarcoidose

As manifestações neurológicas da sarcoidose são um diagnóstico diferencial comum da NB e são difíceis de distinguir. As manifestações oftalmológicas (uveíte e vasculite da retina) também podem ocorrer na sarcoidose. Nestes casos, é essencial procurar os sinais sistémicos mais específicos desta doença, em particular a adenopatia mediastínica e a doença pulmonar intersticial, e realizar uma investigação laboratorial exaustiva. No entanto, certas características imagiológicas são exclusivas da neurossarcoidose, em particular a infiltração leptomeníngea com contraste, bem como o envolvimento dural ou intramedular. A mielite é comum na sarcoidose e na EM e é excecional na MB[67] .

c) Lesões do sistema nervoso periférico em neurobehçet [68,69,70] .

A ocorrência de neuropatia periférica na MB é rara, se não mesmo excecional. Os casos publicados variam. Estes incluem mononeuropatias múltiplas, polineuropatias periféricas axonais sensoriais ou sensitivo-motoras e polirradiculoneurite. É necessária uma investigação etiológica alargada antes de se poder considerar a MB.

H)Formas pediátricas de NeuroBehçet [32,71,72,] **.**

Ao contrário das doenças neurológicas dos adultos, as doenças neurológicas da infância são complexas de diagnosticar e tratar. Este facto torna-as um dos problemas mais graves da patologia pediátrica. A idade média de aparecimento da doença é de cerca de 8 anos, a relação sexo/raça é a mesma, com tantos rapazes como raparigas, ao contrário do que acontece nos adultos, em que há uma predominância do sexo masculino. Clinicamente, não há diferença entre adultos e crianças. Em pediatria, a existência de outros familiares afectados com início precoce da doença é importante, sugerindo um fator genético (41, 69, 70).

I) Formas familiares de MB [24,41,73]

Foram descritas formas familiares que parecem ter uma idade de início mais precoce e ser mais graves do que as formas esporádicas. O fator genético (antigénio HLA B51) parece ser um fator determinante. Representam cerca de 5% dos casos de MB. O risco de qualquer outro membro da família do doente ser afetado por sua vez é bastante baixo.

J) MB e Gravidez [74,75,76].

Os estudos sobre a influência da gravidez na MB são controversos. Alguns estudos defendem uma taxa de 70% de remissão da doença durante a gravidez, enquanto outros defendem uma taxa de 15% de exacerbação da doença. No entanto, a maioria dos estudos defende uma melhoria dos sinais clínicos da MB durante a gravidez. Durante a gravidez, verifica-se uma redução das funções imunitárias, tanto celulares como humorais. Isto pode ser parcialmente explicado por um nível muito elevado de progesterona, HCG, alfa-fetoproteína e estrogénio, que parece ter um efeito inibitório nas respostas imunitárias, e uma redução da quimiotaxia dos neutrófilos e da atividade dos neutrófilos. propriedades adesivas durante a gravidez. Este processo está na origem da remissão da doença. A taxa de complicações relacionadas com a gravidez (hipertensão gestacional, diabetes gestacional, prematuridade, infeção, rutura prematura das membranas, aborto espontâneo, eventos tromboembólicos) é mais elevada do que na população em geral.

VII) GESTÃO TERAPÊUTICA

A patogénese complexa, as manifestações clínicas polimorfas, a dificuldade de diagnóstico, a diversidade de formas clínicas e a evolução recorrente da MB são objeto de vários estudos clínicos e ensaios terapêuticos com o objetivo de estabelecer protocolos terapêuticos adequados. Todos estes factores tornam difícil a gestão terapêutica desta doença. O objetivo do tratamento é combater o processo inflamatório de forma a reduzir ou eliminar as recidivas, controlar as lesões mucocutâneas e articulares, melhorar a qualidade de vida e prevenir a ocorrência de danos irreversíveis, incluindo danos oculares e neurológicos. Atualmente, o tratamento da MB é orientado pela gravidade da doença e pelo tipo de órgão afetado(77) . Em geral, a colchicina, os anti-inflamatórios não esteróides (AINEs) e os corticosteróides são frequentemente suficientes para controlar as manifestações mucocutâneas e articulares da MB. O envolvimento de outros órgãos, nomeadamente neurológicos, oculares e gastrointestinais, que podem pôr em risco a vida ou comprometer a função, exige uma estratégia mais agressiva desde o início, com fármacos imunossupressores.

1) Terapias convencionais(78)

•Colchicina :

✓ é um imunomodulador que actua inibindo a quimiotaxia dos neutrófilos.

✓ Dosagem: 1 a 2 mg com uma resposta satisfatória em 60 a 70% dos casos de afecções mucocutâneas e articulares.

✓ Este composto, associado a um tratamento antiagregante, tem um papel na prevenção de recaídas.

•Talidomida :

✓ Trata-se de um imunossupressor cujo mecanismo de ação permanece desconhecido.

no MB.

✓ Dose: 100mg/d.

✓ Eficaz nas lesões mucocutâneas refractárias à colchicina.

✓ Risco de fetopatia

✓ Este composto é contraindicado na gravidez.

- **Corticosteróides :**

Os corticosteróides são indicados para doenças neurológicas e oculares. Podem ser iniciados durante ataques agudos através de bólus diários durante 3 a 5 dias de metil prednisolona: bólus: IV 1g/d durante 3 a 5 dias, seguido de prednisona: 1mg/kg/d durante 6 semanas, depois uma redução de 10% de 15 em 15 dias. Uma dose de manutenção da terapêutica com corticosteróides de 10 a 20 mg para evitar recaídas.

- **Imunossupressores (IS) :**

Os SI facilitam a retirada dos corticosteróides, mas não podem ser utilizados isoladamente. É aconselhável introduzir os IS no início da retirada dos corticosteróides. Apresentam um risco de oncogenicidade a longo prazo e estão contra-indicados na gravidez e no aleitamento.

Os SIs mais utilizados :

✓ Ciclofosfamida: 600 mg/m² em bolus de 4 em 4 semanas, ou 50 a 100mg/d por via oral.

✓ Ciclosporina: 3-5mg/kg/d, início de ação rápido mas utilização limitada devido à neurotoxicidade.

✓ Azatioprina: 2,5 mg/kg/d (2-3 mg/kg/d), ou 50 mg/d por via oral durante 2 anos.

✓ Metotrexato: 7,5 a 15 mg por semana

✓ Clorambucil: 0,1- 0,2mg/kg/d por via oral, não utilizado devido a toxicidade hematológica e risco oncogénico.

- **Anticoagulantes :**

O uso de anticoagulantes é controverso, uma vez que a causa primária da trombose é a inflamação, mas continuam a ser indicados nos casos de trombose venosa profunda e arterial.

- **Plasmaférese ou imunoglobulina iv :**

Esta terapêutica está reservada a doenças neurológicas e oculares graves.

- **Micofenolato:** para formas oculares.

2) Novas terapias [78]

- **Tratamentos imunomoduladores**

✓ Interferão alfa 2a ou 2b para formas oculares resistentes ao tratamento.

✓ A inibição das citocinas pró-inflamatórias, anti-TNF alfa (Fator de Necrose Tumoral), está indicada nos RN quando a ciclofosfamida e a azatioprina falharam, infliximab+++ e em menor grau.

✓ adalimumab (actua reduzindo as citocinas pró-inflamatórias (o nível de de IL6 no LCR)

- **Anti-IL-1**

Os níveis séricos de IL-1 estão elevados na MB. A anakinra é um antagonista do recetor de IL-1 que demonstrou ser eficaz na MB refractária aos tratamentos convencionais. Mais recentemente, um estudo aberto mostrou que o gevo-
O kizumab, um anticorpo humano recombinante anti-interleucina-1, foi bem tolerado
e reduziu rapidamente a inflamação intraocular durante um longo período.

- **Terapias que visam os linfócitos**

✓ Anti-CD20: O rituximab é um ácido anti-CD20 que desloca os LB.

✓ Anti-CD52: O alemtuzumab é um anticorpo anti-CD52 que actua por é o esgotamento da LT.

✓ Anti-CD25: O daclizumab é um anticorpo monoclonal humanizado dirigido contra o CD25.

✓ Anti-IL-6: Os níveis de IL-6 estão correlacionados com a atividade da MB. O tocilizumab, um anticorpo humanizado anti- recetor de IL-6, tem autorização de comercialização apenas para formas moderadas a graves de artrite reumatoide ativa refractária.

✓ Auto-enxerto de células estaminais hematopoiéticas: Registaram-se alguns casos de MB tratados com quimioterapia mieloablativa seguida de um auto-enxerto de células estaminais hematopoiéticas depletadas de linfócitos T.

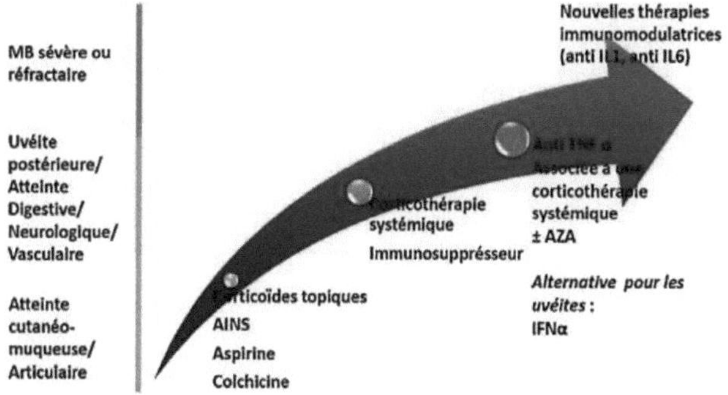

Fig. 21: Estratégia de tratamento graduado para a doença de Behçet[77] .

AZA: azatioprina; IFN: interferão-alfa; anti-IL-1: inibidor da interleucina-1; anti-IL-6: inibidor da interleucina-6; AINE: anti-inflamatórios não esteróides; TNF: fator de necrose tumoral alfa.

3) Proposta de tratamento para o NB

Atualmente, não existem recomendações para o tratamento do NB, mas foi proposto um consenso de peritos[79] , que recomenda que, para a forma parenquimatosa, devem ser introduzidos corticosteróides em doses elevadas, começando com um bólus de 3 dias de metilprednisolona, seguido de prednisona 1 mg/kg/d durante 4 a 6 semanas. Quando os corticosteróides são retirados, deve ser combinado um imunossupressor (ciclofosfamida IV tratamento mensal ou azatioprina oral). Para a tromboflebite cerebral, foi recomendada uma anticoagulação eficaz. Na presença de hipertensão intracraniana (papiledema, hiperpressão do LCR), é necessária uma punção lombar subtractiva e um tratamento com acetazolamida. A resposta favorável aos corticosteróides sugere um processo inflamatório nesta doença. Para evitar recaídas, devem ser introduzidos precocemente e mantidos por um período de tempo prolongado ou mesmo indefinido.

VIII) CONCLUSÃO

A doença de Behçet é uma doença relativamente comum. A etiopatogénese da doença continua a ser mal compreendida. Os factores genéticos e ambientais desempenham um papel importante no desencadeamento do processo inflamatório da doença. Tanto os homens como as mulheres são afectados. O fenótipo clínico é mais grave nos homens. Esta doença deve ser considerada quando o processo é grave e/ou recorrente e o doente provém de uma área altamente endémica. Não existe nenhum marcador biológico que possa ser utilizado para estabelecer um diagnóstico definitivo. O diagnóstico baseia-se em critérios clínicos que estão constantemente a ser revistos. As manifestações neurológicas da MB são dominadas pelas seguintes doenças de apresentação clínica variável. A ressonância magnética (MRI) é o padrão de ouro para esta condição. O tratamento ainda não está bem codificado e o prognóstico é grave, particularmente nos casos de envolvimento neurológico ou ocular.

REFERÊNCIAS

1) Zouboulis CC, Keitel W. Uma revisão histórica das primeiras descrições da doença de Adamantiades-Behcet. J Invest Dermatol 2002, 119: 201- 205.

2) Sakane T, Takeno M, Suzuki N, et al. Doença de Behçet. New Engl J Med 1999; 341:1284-1291

3) N. Noela et AL, Manifestações neurológicas da doença de Behçet. Jornal de Medicina Interna 35 (2014) 112-120

4) Grupo de Estudo Internacional para a doença de Behçet. Critérios para o diagnóstico da doença de Behçet. Lacet 1990; 335:1078-80.

5) N. Noel et al / The Journal of Internal Medicine 35 (2014) 112-120

6) Siva A, Altintas A, Saip S. A síndrome de Behc, et e o sistema nervoso. Curr OpinNeurol 2004; 17:347-57.

7) C. Comarmond , B. Wechsler , P. Cacoub , D. Saadoun*, tratamento da doença de Behçet Revue de médecine interne 35 (2014) 126-138

8) Behçet H. Ueber rezidivierende, aphtöse, durch ein Virus verursachte Geschwüre am Mund, am Auge und an den Genitalien. Dermatol Wochenschr 1937; 105:1152-1157.

9) Mirko D. Grmek, Les maladies à l'aube de la civilisation occidentale, Paris, Payot, 1983, p. 217.

10) Hipócrates (ed. Littré), Œuvres complètes, vol. 3, Paris, Baillière, 1841 (ler em linha [arquivo]), p. 84

11) Adamantiades B. Sobre um caso de irite com hipopião recorrente. Ann Oculist (Paris) 1931; 168:271-278.

12) A. Mahr*, C. Maldini, "epidemiologia da doença de Behçet, Revue de médecine interne 35 (2014) 81-89

13) Remmers EF, Cosan F, Kirino Y, Ombrello MJ, Abaci N, Satorius C, et al. O estudo de associação de todo o genoma identifica variantes nas regiões MHC classe I, IL10 e IL-23R-IL12RB2.associadas à doença de Behçet. Nat Genet

2010; 42:698-702.

14) Mizuki N, Meguro A, Ota M, Ohno S, Shiota T, Kawagoe T, et al. Genome-wide association studies identify IL23R-IL12RB2 and IL10 as Behc̦et's diseasesusceptibility loci. Nat Genet 2010 ; 42:703-6.

15) Mumcu G, Inanc N, Yavuz S, Direskeneli H. O papel dos agentes infecciosos na patogénese, manifestações clínicas e estratégias de tratamento da doença de Behçet. Clin Exp Rheumatol 2007; 25:27-33.

16) Xiong M, Elson G, Legarda D, Leibovich SJ. Production of vascular endothelial growth fator by murine macrophages: regulation by hypoxia, lactate, and the inducible nitric oxide synthase pathway. American Journal of Pathology. 1998 ; 153(2) :587- 598. [PMC free article] [PubMed] [Google Scholar]

17) Lehner T. The role of heat shock protein, microbial and autoimmune agents in the etiology of Behc̦et's disease. Int Rev Immunol 1997; 14:21-32.

18) Tanaka T, Yamakawa N, Yamaguchi H, Okada AA, Konoeda Y, Ogawa T, et al.Common antigenicity between Yersinia enterocolitica-derived heat shock pro-tein and the retina, and its role in uveitis. Ophthalmic Res 1996; 28:284-8.

19) Pervin K, Childerstone A, Shinnick T, Mizushima Y, van der Zee R, Hasan A,et al. Expressão de epítopos de células T de péptidos de proteínas de choque térmico de 65 quilodaltons humanas homólogas e micobacterianas em linhas celulares de curto prazo de pacientes com doença de Behçet. J Immunol 1993 ; 151:2273-82.

20) Pablo Guasp ‡ 1, et al; Journal of bioligical chemistry Volume 292, Número 23, julho de 2017, Páginas 9680-9689, A variante da aminopeptidase ERAP1 associada à doença de Behçet molda um peptidoma HLA-B*51 de baixa afinidade através do processamento diferencial do subpeptidomaProcessamento do peptidoma HLA-B*51:08 pela ERAP1

21) Bainan Tong, et al, Front Immunol. Imunopatogénese da doença de Behçet Distúrbios autoimunes e autoinflamatórios; Volume 10 - 2019.

22) Service d'immunologie et allergie - CHUV (consultado em 05/04/16).

Doença de Behçet, [em linha]. Disponível em: http://www.immunologyresearch.ch/ial-prof-sante- infomaladies-immunolmaladie-de-behcet.htm.

23) Jean-Philippe Zuber. Pierre-Alexandre. Bart Annette. Leimgruber. François Spertini. A doença de Behçet: de Hipócrates aos antagonistas do TNF-α. Artigos temáticos : Allergo-immunologie. abril de 2008.

24) M.H. Houmana. Bel Fekia. Fisiopatologia da doença de Behçet. Jornal de medicina interna 35 (2014) 90-96.

25) Marshall SE. Doença de Behçet. Melhor Prática de Pesquisa Clínica Reumatológica 2004; 18:291-311.

26) Heriz, A., Hamdi, M. S., Boukhris, I., Azzabi, S., Ben Hassine, L., & Khalfallah, N. Manifestações mucocutâneas durante a doença de Behçet: um estudo retrospetivo de 79 casos. La Revue de Médecine Interne, 36, A92. doi:10.1016/j.revmed.2015.03.054.

27) Zeidan, M. J., Saadoun, D., Garrido, M., Klatzmann, D., Six, A., & Cacoub, P. (2016). Fisiopatologia da doença de Behçet: uma revisão contemporânea. Destaques da autoimunidade,
7(1). doi : 10.1007/s13317-016-0074-1.

28) Sakane, T., Takeno, M., Suzuki, N., & Inaba, G. (1999). Doença de Behçet. New England Journal of Medicine, 341(17), 1284-1291. doi : 10.1056/nejm199910213411707

29) H. Zeghidia, D. Saadounb, B. Bodaghia. Manifestações oculares da doença de Behçet. Revue de médecine interne 35 (2014) 90-96.

30) Tugal-Tutkun I. Doença de Behçet. In: Gupta A, Gupta V, Herbort CP, Khairallah M, editores. Uveíte, texto e imagem. Eds Jaypee; 2009. p. 397-413

31) Davatchi F, Chams-Davatchi C, Shams H, et al. Doença de Behçet do adulto no Irão: análise de 6075 doentes. Int J Rheum Dis . 2016 ; 19(1) :95-103.

32) Piram M, Koné-Paut I. Doença de Behçet na criança. Rev Médecine Interne. Feb 2014 ; 35(2):121-5.

33) Al Dalaan A.N., et al.1994. Doença de Behçet na Arábia Saudita. J Rheumatol 21 : 658- 661.

34) Wechsler B., Piette J.C., Conard J., Lê Thi Huong D., Blétry O., Godeau P. 1987. Trombose venosa profunda na doença de Behçet. Presse Med 16: 661-664.

35) Bartlett S.T., McCarthy W.J., Palmer A.S., Flinn W.R., Bergan J.J., Yao J.S.T. 1988. Aneurismas múltiplos na doença de Behçet. Arch Surg : 1004-1008.

36) Christensen P.A., Tvedegaard E., Strandgaard S., Thomsen B.S.1997. Síndrome de Behçet com aneurismas arteriais periféricos. Scand J Rheumatol 26 : 386-388.

37) zaghloul Rachid. Les anévrismes de l'aorte abdominale au cours d la maladie de Behçet.Mémoire de fin de spécialité. Faculdade de Medicina de Farmácia de Fez.junho de 2015, página 26

38) Hamza M, Ben Maiz H, Ben Ayed H. Doença de Behçet com manifestação renal. Um caso seguido durante 6 anos. Sem Hôp Paris; 1980; 56: 1081-1083.

39) D Montani. Doença de Behçet. Rev Mal Respir Atual 2009; 1:160-163.

40) Saadoun, D., & Wechsler, B. (2012). Doença de Behçet. EMC - Traité de Médecine AKOS, 7(1), 1-6. doi : 10.1016/s1634-6939(12)49774-5

41) Isabelle KONE-PAUT et AL: Protocolo Nacional de Diagnóstico e Tratamento da Doença de Behçet. dezembro de 2019. P : 9.

42) Akman-Demir G, Serdaroglu P, Tasc¸i B. Padrões clínicos do envolvimento neurológico
na doença de Behçet: avaliação de 200 pacientes. Cérebro 1999; 122:2171-82.

43) Adnan Al-Araji, Desmond P Kidd. Doença de Neuro-Behcet: Epidemiologia, características clínicas e tratamento. Lancet Neurol 2009; 8:192-204.

44) Wechsler B, Sbaï A, Du-Boutin LT, Duhaut P, Dormont D, Piette JC. Manifestações neurológicas da doença de Behçet. Rev Neurol (Paris) 2002; 158:926-33.

45) Yücesan C, Isikay CT, Ozay E, Aydin N, Mutluer N.Os padrões de envolvimento clínico da doença de neuro-Behçet. Eur J Neurol 2001 ; 8:92.

46) Saadoun D, Wechsler B, Resche-Rigon M, Trad S, Le Thi Huong D, SbaiA, et al. Trombose venosa cerebral na doença de Behçet. Arthritis Rheum 2009; 61:518-26.

47) Akman-Demir G, Bahar S, Coban O, Tasci B, Serdaroglu P. Ressonância magnética craniana na doença de Behçet: 134 exames de 98 pacientes. Neuroradiology 2003; 45:851-9.

48) Noel N, Hutié M, Wechsler B, Vignes S, Le Thi Huong-Boutin D, Amoura Z, et al.Apresentação pseudotumoral da doença de neuro-Behcet: série de casos e revisão da literatura. Rheumatology 2012; 51:1216-25.

49) Ahmad Alfedaghi S, Masters Y, Mourou M, Eshak O. Uma massa cerebral em um paciente com doença de Behçet: sobre um relato de caso. J Med Case Rep. 2015 Set 30; 9: 209. [Artigo PMC gratuito] [PubMed]

50) Lo Monaco A, La Corte R, Caniatti L, Borrelli M, Trotta F. Neurologicalinvolvement in North Italian patients with Behc¸et disease. Rheumatol Int 2006; 26 :1113-9.[14]

51) Siva A, Kantarci OH, Saip S, Altintas A, Hamuryudan V, Islak C, et al. Doença de Behc¸et: aspectos diagnósticos e prognósticos do envolvimento neurológico. J Neu-rol 2001;248:95-103.

52) S. Rosenstingl1, E. Dupuy1, O. Alves2, B. George2, G. Tobelem1 Doença de Behçet revelada por um aneurisma intracraniano. Rev Méd Interne 2001; 22: 177-82

53) Y. Krespi, g. Akman-demir, M. Poyraz, B. Tugcu, O. Coban, R. Tuncay, P.Serdaroglu e S. Bahar Cerebral vasculitis and ischaemic stroke in Behcet's disease: report of one case and review of the literature European. Journal of Neurology 2001, 8 : 719±722.

54) Younes Bensaid, Brahim Lekehal, Abbès El Mesnaoui, Zakariyae Bouziane, Nabil S. Complicações arteriais da doença de Behçet: 47 cases. e-

mémoires de l'Académie Nationale de Chirurgie, 2008, 7 (2) : 54-59

55) Ben Haouda.m,Bergaoui. N,Bouhaouala. H,Touzi. M,Ladeb. M.f, Gannzouni. A, Hamza.R Imagerie du Neuro-Behçet. Feuillets de radiologie, 1993 ; vol 33, n°3 :205- 210.

56) Khaled Bouden. A, Cherif. O, Boussama. F, Rokbani.l,Daghfous.M.H Contribuição da imagiologia para o diagnóstico do Neuro-Behçet a propos de 5 casos. La Tunisie médicale, 1999 ; volume 77, N°11 :562-571.

57) Vidaillet.M, Dormont.D Manifestações neurológicas da doença de Behçet. Arteres et veines, maio e junho de 1994; vol XIII, n°3 165-170.

58) Kidd D, Steuer A, Denman AM, Rudge P. Complicações neurológicas na síndrome de Behçet. Brain 1999; 122:2183-94.

59) Houman MH, Hamzaoui-B'Chir S, Ben Ghorbel I, Lamloum M, Ben Ahmed M,Abdelhak S, et al [Manifestações neurológicas da doença de Behçet: análise de uma série de 27 pacientes]. Rev Med Interne 2002; 23:592-606.

60) Siva A, Saip S. O espetro de envolvimento do sistema nervoso na síndrome de Behçet e o seu diagnóstico diferencial. J Neurol 2009 ; 256:513-29.

61) Guichard I, Debard A, Cathébras P. Doença de Behçet: uma vasculite comum e multifacetada. Medicina Terapêutica. Jav 2010; 16(1) :25-33.

62) Ouallet, B. Brochet Aspectos clínicos, fisiopatológicos e terapêuticos da esclerose em placas. EMC-Neurologie 1 (2004) 415-457.

63) Inès Benabdelaziz, Khadija Moalla,Emna Farhat,Zaineb Brahem,Samia Ben Sassi,Faycel Hentati,Mourad Zouari. Uveíte e esclerose múltipla. Revue Neurologique. Volume 171, Suplemento 1, abril de 2015, página A61.

64) El Fekih Mariem, Bedoui Ines, Bissene Douma, Zaouali Jamel, Hajer Derbali, Ridha Mrissa, M. Mansour. Departamento de Neurologia, Hospital Militar Principal de Tunis, Tunis, Tunísia. NeuroBehçet : interesse da imagiologia cerebral - 11/04/21 : 0.1016/j.neurol.2021.02.353.

65) Le Page E, Veillard D, Laplaud DA, et al: Metilprednisolona oral versus intravenosa em dose elevada para o tratamento de recidivas em doentes com

esclerose múltipla (COPOUSEP): A randomised, controlled, double-blind, non-inferiority trial. Lancet 386 (9997) :974-981, 2015. doi : 10.1016/S0140-6736(15)61137-0.

66) Joseph FG, Scolding NJ. Doença de Neuro-Behçet em caucasianos: um estudo de 22 doentes. Eur J Neurol 2007; 14:174-80.

67) I. Ben Ghorbel,W. Bensalem,T. Ben Salem,N. Bel Feki,M. Khanfir,F. Saïd,A. Hamzaoui,M. Lamloum,MH Houman. Manifestações clínicas e radiológicas da neurossarcoidose. Uma série monocêntrica de 17 observações. La Revue de Médecine Interne Volume 36, Suplemento 1, junho de 2015, Páginas A158-A159.

68) Sana Ben Amor,Faten Bouattay,Asma Nasr,Laïla Ben Algia,Inès Chatti,Mohamed Salah Harzallah,Sofiène Benammou. Polineuropatia durante a doença de Behçet. Revue Neurologique. Volume 171, Suplemento 1, abril de 2015, página A148.

69) I.Ben Ghorbel, Z.Ibnelhadj, M.Zouari, et al. Neuropatia periférica na doença de Behçet. Rev Neurol 2005 ; 161 :218-220.

70) S. Biaz, M. Zahlane, L. Essaadouni Publicado em 26 de maio de 2010 Neuropatia periférica na doença de Behçet: um relato de caso. 10.1016/J. Rev Med .2010.03.259.

71) Laghmari M1, Karim A, Allali F, Elmadani A, Ibrahimy W, Hajjaj Hassouni N, Chkili T, Elmalki Tazi A, Mohcine Z. La maladie de Behçet chez l'enfant, aspects cliniques et évolutifs Agrave ; propos de 13 cas. Jornal francês de oftalmologia. 2002 novembro, Vol 25, Num 9, pp 904-8.

72) Fettouma Mazari1, Karim Ait Idir2, Leila Boumati1. Dificuldades de diagnóstico da doença de Behçet em crianças. Apresentação pediátrica e breve revisão da literatura. Med Sci 2018; 5(1) :101-103

73) Zouboulis.C Epidemiologia da doença de Behçet de Adamantiades. Ann.Med.interne, 1999 vol 150, n°6 :488-498

74) S. Ali-Guechi, D. Roula, S. Boughandjioua, N. Boukhris: Doença de Behçet

e gravidez: 28 gravidezes em 20 mulheres. Revue de Médecine Interne. Volume 39, Suplemento 2, dezembro de 2018, página A230.El Hajoui S,

75) Nabil S, Khachani M, Saadi N, Bezad R, Chraïbi C, Alaoui MT : Grossesse chez des patients ayant une maladie de Behçet. Revue : La Presse médicale : 2002 Janvier 12, Vol 31, Num 1 Pt 1, pp 19-20.

76) Omar Laghzaoui: Impacto das doenças imunitárias na experiência de gravidez do Departamento de Ginecologia Obstétrica do Hospital Militar Moulay Ismail, Fez, Marrocos. Pan Afr Med J. 2016; 24: 38.

77) Comarmond, B. Wechsler, P. Cacoub, D. Saadoun: Tratamento da doença de Behçet. Revue de médecine interne 35 (2014) 126-138.

78) B. Wechsler, P. Cacoub, D. Saadouna. Doença de Behçet: novidades em 2014. Revue de médecine interne 35 (2014) 79-80.

79) Proposta de consenso: Critérios diagnósticos e terapêuticos para Neuro Behçet (2010). Pr C.Mhiri (Sfax Tunísia), Pr M.Arezki (Blida Argélia), Pr A. Benomar (CHU Rabat),Pr F.Belahsen CHU Fès),Pr H. ait Benhaddou (CHU Rabat),Pr M. Bouraza (hôpital militaire Rabat) Dr F.Imounan (CHU Rabat) Dr N.Chtaou(CHU Fès) , Dr S.Lytim (CHU Rabat) , Pr M. Yahyaoui (CHU Rabat)

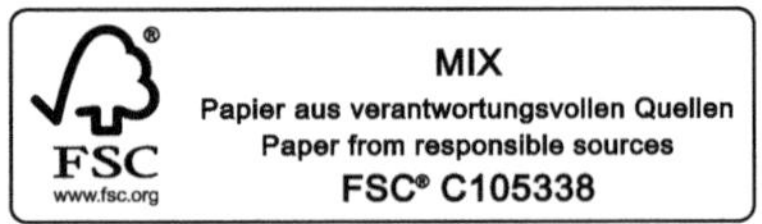

Printed by Books on Demand GmbH, Norderstedt / Germany